DE LA
CONSTITUTION MÉDICALE

QUI A RÉGNÉ A LA CÔTE–SAINT-ANDRÉ
PENDANT L'ÉTÉ DE 1854,

Par M. ROBIN,

MEMBRE CORRESPONDANT, ANCIEN INTERNE DES HÔPITAUX DE LYON.

MÉMOIRE PRÉSENTÉ A LA SOCIÉTÉ DE MÉDECINE DE LYON.

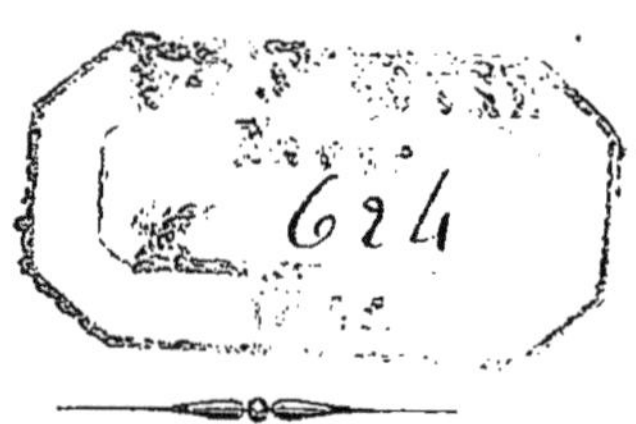

« A l'approche des maladies populaires, il est très-
« important d'étudier attentivement la marche des
« affections sporadiques dans le foyer épidémique et
« dans les localités qui ne sont pas encore envahies
« par le fléau. »　　　　　BUFALINI.

LYON

IMPRIMERIE D'AIMÉ VINGTRINIER
QUAI SAINT-ANTOINE, 36
1856

DE LA

CONSTITUTION MÉDICALE

QUI A RÉGNÉ A LA CÔTE-SAINT-ANDRÉ

PENDANT L'ÉTÉ DE 1854.

Pendant l'été de 1854, le territoire du canton de la Côte Saint-André fut de toutes parts circonscrit par le fléau indien, et cependant, à l'exception de quelques accidents cholériformes, il échappa à l'épidémie régnante. Toutefois les maladies que nous observâmes, à cette époque, furent nombreuses, variées, graves en général et presque toutes empruntèrent à la constitution médicale dominante une physionomie particulière qui m'a parue digne d'être mentionnée. Elles furent l'effet mitigé d'une cause s'exerçant à distance ; elles furent l'expression atténuée du malaise qui pesait sur la surface du globe.

Le printemps, d'abord sec et chaud, devint froid et humide par une transition brusque dont le souvenir glace encore d'effroi nos vignerons. Cette saison, toutefois, n'engendra aucune épidémie ; mais avec les chaleurs brûlantes de juillet apparurent de nombreux états morbides dont je vais essayer d'esquisser l'histoire.

Des embarras gastriques, des fièvres bilieuses furent les premières affections par lesquelles se manifesta cette constitution médicale. Les malades étaient particulièrement fatigués par d'atroces douleurs de tête, une courbature générale, une très-grande prostration de force. Ils étaient soulagés dès qu'on avait procuré la sortie des matières abondantes dont l'estomac et les intestins étaient engoués. L'émétique fut le remède auquel nous nous adressâmes de préférence. Il fut cependant quelquefois infidèle et il fallut l'associer, dans certains cas, à un purgatif drastique tel que la gomme-gutte, la scammonée ou le jalap, pour en obtenir tout l'effet qu'on pouvait désirer.

Des enfants de 6 à 8 ans éprouvèrent des dysuries qui cédèrent promptement aux bains et aux évacuants. Ceux qui furent traités différemment éprouvèrent des accidents intestinaux plus ou moins graves. Les individus sujets antérieurement à la rétention d'urine, quelle qu'en fût la cause, en furent très-tourmentés à cette époque. Plus souvent qu'en temps ordinaire, il fallut recourir à la sonde. Une femme grosse de six mois, fatiguée par la rétention d'une très-petite quantité d'urine occasionnée par de petits caillots sanguins qui étaient dans la vessie, ne put être guérie que par l'emploi répété de l'émétique en lavage et par des bains tiédes et des lavements.

J'observai, à cette époque, un certain nombre d'érysipèles dont la plupart furent terminés le septième jour. Ceux-ci étaient accompagnés d'un embarras gastrique qui exigeait l'emploi répété de l'émétique. Les autres qui duraient plus longtemps semblaient refuser l'emploi des évacuants.

Louis M., âgé de 25 ans, bien constitué, se plaignit, à la fin de mai, de douleurs vagues dans la cuisse gauche. —Le 1er juin, il se manifesta une rougeur érysipélateuse à la partie moyenne et antérieure de la jambe du même côté, avec fièvre qui avait un redoublement sensible tous les soirs. Comme rien n'annonçait encore la saburre des premières voies, l'eau sucrée pour boisson, les onctions grasses autour de la jambe, furent, avec la diète, les seuls moyens employés. — Le 5, la langue étant blanche et limoneuse, un décigramme de tartrate antimonié de potasse mêlé avec cinq décigrammes de gomme-gutte procurèrent deux vomissements et quatre selles de matières bilieuses, et la douleur disparut pour quelques heures. —Le 6, la jambe pâlit et la douleur s'étendit vers le pied. — Le 7, les urines déposèrent un sédiment blanc très-abondant. — Le 8, même remède que le 5. Même effet. Soulagement marqué. Pas de redoublement le soir. — Le 9, émétique en lavage. Evacuations copieuses. Plus de douleurs. — Le 10, les douleurs étaient revenues la nuit. La langue était naturelle. Les orteils et le genou présentaient encore de la rougeur. — Le 11, même état. Emétique en lavage ; un vomissement et une selle. La rougeur des orteils et du genou a beaucoup diminué. — Le 12, selles bilieuses dans la nuit. Les urines déposèrent un sédiment blanc, elles étaient en très-petite quantité ainsi que les jours précédents. — Le 14, rougeur vers la partie supérieure de la cuisse. Urines crues. Fièvre augmentée. Emétique en lavage. Vomissements de glaires et d'un ver. Deux selles copieuses. — Le 15, la nuit a été bonne. Emétique en lavage. Plus de douleurs. Fièvre moindre. Trois selles dans le jour. — Le 16, plus de fièvre. Le matin, une selle, un peu de fièvre le soir. — Le 17, le 18, de même. Tous les symptômes allèrent en diminuant. La convalescence s'établit. Les jambes ont été infiltrées pendant quinze jours, et tout est revenu à l'état normal. — *Erysipelus proserpendo, sensim evanescit* (*Tulpius. Monita medica*, 14).

Marie B., de Faramans, âgée de 15 ans, non encore réglée, était habituellement bien portante. Le 11 juillet elle eut un violent chagrin. — Le 12, une rougeur se manifesta au gros orteil droit, avec phlyctènes que l'on perça. Les jours suivants, la rougeur gagna le pied, la jambe, et le 19 elle s'était étendue rapidement sur la cuisse. Nausées fréquentes, pesanteur de tête. — Ce jour-là, je fus appelé. Je vis le pied, la jambe, le tiers inférieur de la cuisse enflammés, engorgés, volumineux. Toute la jambe était recouverte de phlyctènes remplies de sérosité, dans les points par lesquels elle reposait sur le lit. Le membre était tellement douloureux, que la jeune malade jetait les hauts cris dès qu'on approchait pour la toucher. La langue était recouverte d'un enduit blanc très-épais ; la soif médiocre, les yeux et la figure dans l'état naturel, les fonctions intellectuelles dans toute leur intégrité, et toutes les parties du corps qui n'étaient pas malades dans une chaleur modérée. Le pouls était petit, à peine perceptible. Les mouvements du cœur, sans bruit anormal, étaient sourds, moins éclatants qu'à l'ordinaire, moins bien frappés ; la respiration obscure. Une solution de deux décigrammes d'émétique dans 250 grammes d'eau procura cinq vomissements de matières jaunes et un ver lombric. La malade fut soulagée. — Le 20, l'érysipèle n'avait pas fait de progrès. Les parties étaient moins enflammées. La malade avait dormi la nuit ; le pouls s'était un peu relevé; les battements du cœur étaient plus éclatants. L'émétique fut réitéré. Cinq centigrammes d'extrait gommeux d'opium furent administrés avant. Il y eut peu d'évacuations. — Le 25, l'érysipèle demeure stationnaire. — Le 30, la cuisse était presque revenue à son état naturel. La jambe en desquammation complète était encore très-engorgée ainsi que le pied. Pouls plus fort, assez accéléré ; langue rose et humide. — Je revis cette jeune fille dans le milieu du mois d'août. Elle avait encore de la peine à s'appuyer sur sa jambe qui était restée engorgée. L'appétit était revenu, le pouls naturel ; la convalescence confirmée.

La sympathie qui unit toutes les parties du corps humain ne présente pas des modes d'agir uniformes chez tous les individus, dans toutes les constitutions épidémiques, dans les différentes maladies et dans toutes les circonstances. Dans le plus grand nombre des maladies gastriques, la tête d'abord, ensuite la vessie et la poitrine sont les viscères qui s'affectent le plus souvent par sympathie. Dans l'observation qui précède, la modification survenue dans les mouvements du cœur peut-elle être attribuée à une autre cause qu'à la maladie de l'estomac ?

Si l'ensemble des causes résumées par le mot constitution médicale bilieuse n'a pas produit la même maladie chez tous les individus, c'est à raison de la diversité de leurs tempéraments. Chez les personnes d'un tempérament bilieux, en se fixant sur l'estomac, cette cause morbifique a produit la fièvre bilieuse ; chez celles d'un tempérament sanguin, elle a produit des douleurs de tête qui ont été promptement guéries par des évacuants joints à la saignée. Enfin , chez d'autres , elle a déterminé un malaise non parfaitement défini , se traduisant principalement par des points de côté, avec ou sans fièvre, qui ont cédé promptement aux évacuants, aux sangsues et aux vésicatoires.

Jeanne-Marie G., âgée de 18 ans, se portant bien précédemment, était sujette aux douleurs de tête. — Le 16 août, dans la nuit, elle commença à sentir des picotements dans la tête et dès que le jour parut on aperçut de la rougeur sur sa figure. — Le 17 la rougeur de la face et la douleur ont augmenté. Vomissements bilieux spontanés. — Le 18 toute la face est tuméfiée. Nausées, fièvre, langue saburrale. Émétique en lavage. Vomissements, selles copieuses. La douleur de tête diminue. — Le 19 l'enflure de la face avait encore augmenté. Les lèvres étaient très-grosses et les paupières ne pouvaient s'ouvrir. Elle fut mieux le soir. — Le 20 elle avait été agitée toute la nuit. Elle se plaignait beaucoup de sa tête. Émétique en lavage. Vomissements abondants, selles de même. — Le 21 gonflement des paupières augmenté. Celui du bas de la figure diminue. Fièvre moindre. Urines troubles. — Le 22 la desquammation se faisait à la face. La rougeur gagnait le cuir chevelu, l'appétit était revenu. — Le 25 l'engorgement œdémateux occupait toute la partie gauche de la face. Peu à peu il s'évanouit et, le 1er septembre, Marie G. était presque dans son état naturel. Ce jour-là elle sortit la nuit par un temps assez frais et dès le lendemain toute la face s'œdématia. Le soir la paupière de l'œil gauche ne pouvait s'ouvrir; celle de l'œil droit était moins tuméfiée. Toute la figure l'était sensiblement. Fièvre. Émétique à six heures du soir. Vomissements de matières jaunes, abondantes; sommeil la nuit. — Le 2 septembre, peau brûlante. Fièvre forte. Opium 5 centigrammes. Sueurs. — Le 3 plus de fièvre. La face commençait à désenfler. Urines naturelles, l'épiderme se desquamma et le 10 la figure était naturelle.

Des tumeurs subites se remarquèrent sur le cou-depied, sur le dos de la main et sur les doigts de quelques individus. Au bout de deux jours la fluctuation était manifeste et l'incision mettait à découvert un peloton de pus tenace, consistant. La nature employait en quelque sorte un moyen spontané d'élimination de la matière morbifique. Les malades qui se présentèrent à moi, affectés de cette indisposition, exigèrent presque tous l'emploi des évacuants.

Quoique nous ne fussions point encore à l'époque où la fièvre paludéenne règne endémiquement, j'eus alors à soigner plusieurs individus atteints de fièvre intermittente tierce accompagnée, chez quelques-uns d'entre eux, de symptômes graves. Le sulfate de quinine fut d'abord administré d'emblée. Il échoua. Me rappelant les observations du docteur Nepple sur la fièvre de Bresse, et réfléchissant au mode général qui semblait présider à tous les états morbides, je fis précéder l'administration du sel fébrifuge par celle de l'émétique. Cette fois il eut un plein succès. La guérison fut prompte et sans récidive.

Je joins ici l'observation d'une affection bronchique occasionnée par le vice de la saison et chez laquelle la nature produisit une crise qui faillit être funeste à la malade.

Mme B., âgée de 48 ans, habituellement bien portante, sujette à tousser, mais n'ayant pas souffert depuis longtemps de son catarrhe, se dépouilla, au milieu de juillet, d'une partie des vêtements chauds qu'elle portait habituellement. Elle se sentit, un soir, saisie de froid et de malaise. Son indisposition fut en augmentant jusques vers les derniers jours de juillet, époque à laquelle elle fut dans la nécesité de se mettre au lit. Les symptômes devinrent alors plus alarmants. Dyspnée, toux sèche, ardeur dans la poitrine, anxiété qui était si violente qu'elle ne pouvait rester ni debout, ni couchée, ni assise. — Le 12 août, à tous ces symptômes se joignirent une rougeur ardente de la figure et une difficulté de respirer presque suffocante, demi-heure après avoir pris un bouillon. Les plus graves accidents se dissipèrent néanmoins et l'état de la malade devint le même que les jours précédents. — La rougeur de la face reparut le 13 et le 15, en allant à la selle, elle s'aperçut qu'elle rendait des caillots sanguins. Alors commença une hémorrhagie intestinale alarmante. Je fus appelé à cinq heures du soir. Outre tous les symptômes précédents que j'appris alors, je constatai un état saburral très-prononcé. Je n'hésitai pas, malgré l'hypérémie active dont les intestins paraissaient être le siége, à administrer deux décigrammes de tartre stibié dans une verrée d'eau. Il y eut trois vomissements de matières bilieuses et deux selles. Le sang continuait à couler. — A sept heures je fis appliquer un sinapisme sur les deux bras et des compresses d'eau vinaigrée sur le ventre. Je lui fis en même temps avaler 5 décigrammes de sulfate d'alumine. — A huit heures la perte était arrêtée. Elle ne reparut plus. Mme B. passa une bonne nuit. Le lendemain il ne lui resta plus qu'une grande faiblesse qui se dissipa peu à peu.

Plus les chaleurs étaient fortes, plus l'influence de la constitution régnante se faisait sentir. Beaucoup d'enfants furent malades alors. Tandis que nous avions vu au début de l'épidémie la jetée morbide s'opérer, chez ces petits êtres, par les voies urinaires, nous la vîmes alors, août et septembre, prendre, suivant les âges, une autre direction. A la fin de la première enfance, de 5 à 8 ans, les sujets présentèrent un engorgement œdémateux ou inflammatoire de la région parotidienne, avec fièvre, diarrhée, coliques chez les uns, vomissements opiniâtres chez les autres. L'engorgement se termina le plus souvent par suppuration. Le foyer de la maladie me parut être encore dans l'estomac. Aussi les évacuants produisirent-ils en général de très-bons effets. Toutefois, les efforts de la nature suffirent pour procurer la guérison d'un certain nombre de maladies de cette catégorie. *Facilimè inquam in morbos dilabuntur infantes ; et nisi aut seriùs aut imperitiùs tractentur, facilimè in sanitatem restituuntur. (Harris, de morbis acutis infantium*, page 4).

Cette assertion est vraie en général ; de là le préjugé populaire, en vertu duquel les médecins sont, à la campagne, presque toujours exclus du traitement des enfants. Il me paraît évident que leurs maladies sont plus simples que celles des adultes. Elles ont presque toujours leur siége dans les voies digestives ; et l'excès d'alimentation en est la cause la plus fréquente. En outre, les sympathies sont moins nombreuses dans les premières époques dè la vie ; d'abord parce que l'appareil génital n'exerce encore aucune influence ; en second lieu, par le peu d'habitude qu'ont les organes de sympathiser ; enfin, parce que l'encéphale, considéré comme siége de la pensée, ne peut encore produire que des manifestations très-incomplètes et échappe aux nombreuses réactions sympathiques, qui plus tard proviendront de l'ordre moral et intellectuel.

Chez les enfants à la mamelle, la peau devint l'émonctoire par lequel la nature cherchait à opérer l'élimination d'un principe morbide que nous avons vu affecter tant de formes. Après une incubation de quelques heures une éruption papuleuse ou rubéolique survenait, et il semblait que rien ne dût être plus simple que la marche de cette affection, rien de plus heureux que son issue. Mais, soit que lés forces vitales fussent frappées de prostration par la nature septique du virus éliminé, soit que le vice de la saison exerçât sa funeste influence, il n'en est pas moins vrai que cette éruption, si simple tout d'abord, devenait, au bout de deux ou trois jours, violacée, livide, puis disparaissait. En même temps survenaient des selles glaireuses, sanguinolentes dont l'abondance épuisait bientôt ces petits êtres qui ne tardaient pas à succomber avec tous les symptômes de l'entero-colite la plus aiguë.—Chez un enfant de dix-huit mois, on appliqua une mouche au bras et de la moutarde aux extrémités inférieures, afin de rappeler à la peau l'éruption supprimée. Au bout de quelques heures, ces régions ne furent plus qu'une vaste surface sphacélée. Le petit malade porta sur diverses parties du ventre et de la poitrine ses doigts imprégnés de l'emplàtre-vésicatoire. Des points noirs, gangréneux apparurent sur toutes les régions mises en contact avec les doigts.

On aurait dit que chez ce pauvre enfant existait une dia-
thèse gangréneuse. Et pourquoi ne point l'admettre ? Des
lambeaux de membranes sphacélées furent rendus par lui.
La mortalité très-grande qui frappa les enfants à cette
époque aurait peut-être été diminuée, si, nonobstant les
symptômes inflammatoires dont les voies digestives étaient
le siége, des évacuants tels que l'ipécacuanha eussent été
employés. Je ne puis avoir à cet égard que des regrets
superflus ; car je déclare n'avoir le plus souvent été appelé
auprès des victimes de cette épidémie que lorsque tout
espoir de guérison était perdu.

L'influence de la constitution médicale régnante produisit chez les adultes des douleurs et des pesanteurs de
tête, des lassitudes dans les membres, de la dyspepsie,
des palpitations et différents symptômes graves par leur
violences, légers par la rapidité avec laquelle les indica-
cations thérapeutiques déduites de cette même constitution médicale les faisait disparaître. En voici un exemple.

Une femme âgée de 38 ans, d'un tempérament sec et
bilieux, d'un caractère emporté, venant de moissonner, le
20 juillet, se mit violemment en colère. Elle éprouva, sur
le champ une telle difficulté de respirer, qu'elle fut sur le
point de suffoquer ; il survint en même temps des palpitations très-fortes. Cet appareil de symptômes dura jusqu'au
24. Alors elle éprouva un soulagement marqué par l'ap-
plication de quelques sangsues à l'anus et le retour de ses
règles, qui durèrent deux jours, quoiqu'elles fussent ve-
nues, comme à l'ordinaire, quinze jours auparavant. — Le
26 au soir, je fus appelé. Je la trouvai respirant difficile-
ment, l'inspiration facile, l'expiration courte, le pouls
petit, fort dans de rares intervalles et d'une irrégularité
remarquable, les urines supprimées, l'abdomen se con-
tractant par une secousse dans l'expiration. La figure était
bonne. La malade avait assez de force pour se lever et se
tenir debout. Décubitus facile sur tous les côtés ; jambes
légèrement œdématiées, langue recouverte d'un enduit
saburral. Petit lait émétisé. Trois selles abondantes. —

Le 27, elle a un peu dormi. Les urines sont rouges, rares. Les angoisses ont un peu diminué. Un décigramme d'opium de six à onze heures du matin ; cinq centigrammes le soir. A huit heures du soir, les palpitations ont entièrement disparu. Le pouls est régulier. — Le 28, L'orthopnée l'a beaucoup fatiguée toute la nuit. Elle n'a pu se tenir couchée. Pouls irrégulier. Palpitations obscures. Urines jaunes et en petite quantité. Sangsues à l'anus, sans soulagement. Un décigramme d'opium à dix heures ; ensuite 25 centigrammes d'émétique dans deux écuellées de petit lait. Elle but cela dans la journée. L'effet en fut tardif, mais énergique. Le soir, des selles bilieuses multipliées emmenèrent le foyer de la maladie. Soulagement immédiat. — Le 29, elle a dormi toute la nuit. Elle est encore assoupie. Même dose d'émétique que la veille ; même effet. — Le 30, guérison. — La convalescence fut de courte durée.

L'opium servit, dans cette circonstance, à apaiser l'irritation causée sur l'estomac par le foyer bilieux qui affectait par sympathie le cœur et le poumon. Je n'hésitai pas à employer l'opium, dans les cas où j'étais appelé, dès l'invasion de la maladie ou bien dans ceux où, par suite de l'idiosyncrasie des malades, l'irritation l'emportait sur les phénomènes saburraux. C'est ainsi que furent guéris, comme par enchantement, des quintes de toux violentes, des coliques, des enrouements, etc. Dans les cas contraires, l'opium apaisait la douleur et donnait le temps d'employer les évacuants pour emporter la cause matérielle de la maladie.

« *Ubique sane à vicinâ, imo toto de corpore humores*
« *affluunt, ad acre ad perigrinum quodque, ad quidvis*
« *insolitum alicubi stimulans abigendum ; ità ut hàc solà*
« *de causà possit integrum corpus liquidis exhauriri*
« *suis. Hanc qui noverit irritationem sedare aut solida*
« *nervos que ità disponere ut affici nequeant, is aut inte-*
« *grum morbum aut stimuli sustulit effectum ergo opium*
« *irritabilitatem demit nervis; nudatos nervos oleosa obli-*
« *niunt, acria inviscant.* » (*De Haen, pars altera*, 6).

J'employai le même remède dans le début d'une pneumonie dans laquelle le malade était singulièrement tourmenté par la chaleur avec sécheresse de la peau. L'opium opéra une détente subite et une sueur copieuse et générale étant survenues, le malade fut promptement soulagé et cette affection parcourut ses périodes avec toute la bénignité possible.

« *Quando nimia fibrarum crispatura et irritatio adest*
« *cum magno impetu spirituum, secretiones humorum in*
« *partibus minuuntur, vel abolentur. Tunc datis opiatis*
« *et anodinis crispaturam laxantibus, secretiones resti-*
« *tuuntur. Ob nimiam irritationem ac stimulum fibra*
« *quasi intenditur, induratur ac velut immobilis evadit,*
« *unde impeditæ fluodorum secretiones.* » (*Baglivi*,
page 225).

Lorsque l'emploi de l'opium n'était pas indiqué, il produisait des nausées et une anxiété qui duraient quatre à cinq heures, sans qu'il en résultât ni sommeil, ni assoupissement.

Nous avons eu, à cette époque, de fréquentes occasions de vérifier cette assertion de Baillou :

« *Quoniam videmus plerosque quibus de nocte corpus*
« *exsudat, si fortè detectum sublatis indumentis, aeri*
« *exponitum; quia foras non prodit sudor; tunc autem*
« *aut totum corpus dolent, aut partem aliquam si qua*
« *forte sudatura erat, et videntur pene fracti, magna*
« *vis ut seri suppressi imo incredibile quot et quales ab*
« *eo excitentur dolores.* » (*Epid. lib. II, p.* 90).

L'enfant G., âgé de 2 ans, bien portant et d'une corpulence au-dessus de son âge, étant couché revêtu d'un simple drapeau et vis à vis d'une fenêtre restée ouverte toute la nuit, fut pris de convulsions le 30 juillet à une heure du matin. Ayant été appelé à trois heures, je le trouvai un peu plus tranquille, ne jetant pas un cri et ne faisant pas de mouvement, les yeux mus convulsivement et insensibles à la lumière. Un lavement salé produisit une évacuation naturelle et abondante. Je lui fis appliquer deux sangsues derrière les oreilles, ce qui améliora son état. Il vomit toutes les boissons qu'on lui donna et fut ainsi toute la journée, sans jeter un cri, sans proférer une plainte. On le mit deux fois dans le bain ; il y urina. Un vésicatoire fut appliqué à la nuque. L'enfant fut assez calme pendant la nuit. — Le deuxième jour le vésicatoire a produit une large ampoule pleine de sérosité. L'enfant est mieux. Deux sangsues derrière les oreilles. Lavement purgatif. — Le troisième jour l'enfant était guéri.

Mais revenons aux maladies bilieuses que nous eumes alors occasion d'observer en si grand nombre. La constitution régnante se manifesta sous toutes les formes. Entre un grand nombre d'observations de maladies nées sous cette influence, je choisirai les suivantes :

G., homme robuste, âgé de 60 ans, ayant toute la journée du 31 juillet travaillé les pieds nus dans l'eau, éprouva, le 1er août, un saignement de nez, de la douleur de tête avec pulsations, des nausées, des bourdonnements dans les oreilles, une surdité assez prononcée, de l'insomnie. Il rendit des urines rouges et brûlantes : langue saburrhale, anorexie, prostration des forces ; point de gargouillement iléo-cœcal. — Le 8 août, jour de ma première visite, je le trouvai sans fièvre. Deux décigrammes d'émétique à six heures du matin. A deux heures il y avait eu peu d'effet produit. Large saignée. Syncope. Il se sentit ensuite la tête plus légère. Même dose d'émétique à prendre le soir. Sinapismes aux extrémités. Lavements. Vomissements de matières jaunes. Oxymel pour boisson. — Le 9 il avait été un peu tranquille ; il avait reposé. Néanmoins la surdité et le bourdonnement persistaient avec autant d'intensité. Saignée de 500 grammes, comme hier ; nouvelle syncope. Lorsqu'il fut revenu, les bourdonnements avaient presque cessé et la surdité beaucoup diminué. Trois décigrammes d'émétique dans une verrée d'eau. Vomissements de matières jaunes ; selles de la même nature. — Le 10 il avait dormi, la tête était encore lourde. Le bourdonnement, la surdité avaient diminué. Vésicatoires aux jambes. — Le 11 il n'éprouvait presque plus de bourdonnement. La surdité persistait : même remède que le 9. Vomissements et quinze à vingt selles de matières jaunes. Depuis lors la surdité a complètement disparu et ne s'est plus reproduite.

Beaucoup de femmes eurent des pertes abondantes et qui durèrent longtemps. Quelques-unes étaient enceintes ; ce qui n'empêcha pas qu'elles ne portassent leur enfant trois mois et plus, pendant la durée de cet écoulement. Elles avortèrent ensuite. D'autres avortèrent sans avoir eu de perte antécédente : « *Sanguinis fluxus ex utero partum legitimum non impedit sæpe.* » (Baillou, Epid. lib. 2, page 194).

Marie Émery, sujette à de fréquents embarras gastriques, n'avait pas eu ses règles depuis trois mois. Elle eut un flux d'urine très-abondant le 1er et le 2 août. Elle éprouva ensuite du malaise, des envies de vomir. A tout cela succéda le 3 une métrorrhagie qui fut en augmentant jusqu'au 5. Ce jour-là elle s'évanouit plusieurs fois ; je fus appelé à neuf heures du soir ; je prescrivis un sinapisme sur les seins et sur les extrémités supérieures, la position élevée du bassin, l'air frais, les boissons froides, une potion avec deux grammes d'extrait de ratanhia. Les nausées furent plus fortes, l'évanouissement plus profond et la perte n'en continua pas moins. — Le 6 août deux décigrammes d'émétique en lavage lui firent rendre beaucoup de matières bilieuses par haut et par bas. Elle fut ensuite d'une grande faiblesse. Elle eut quelques mouvements convulsifs dans les membres. Cinq centigrammes d'opium. Sinapismes renouvelés. L'après-midi la perte avait beaucoup diminué. Sept décigrammes de poudre d'alun mêlée à sept décigrammes de sang-dragon pris à dix heures du soir, arrêtèrent l'hémorrhagie immédiatement. — Le 7 très-grande faiblesse ; la malade ne pouvait s'asseoir sans se sentir défaillir. L'après-midi il survint une diarrhée séreuse fétide. Le soir elle évacua un gros

caillot et tout cessa. — Le 8 elle avait dormi. En s'éveil-
lant elle éprouva de la céphalalgie, des nausées. Cinq centigrammes d'émétique en lavage procurèrent des évacuations extraordinairement abondantes par haut et par bas.
Cinq centigrammes d'opium. Elle fut bien le soir. — Le 9,
selles abondantes. Céphalalgie légère. — Le 10 elle était
bien, à part la douleur de tête. Émétique en lavage. Peu
d'évacuations. La malade se rétablit en peu de jours, en
faisant usage d'un régime analeptique. Il lui resta des palpitations avec un léger bruit de souffle dans le cœur et les
gros vaissaux. Pastilles de lactate de fer de Gélis et Conté.
L'appétit se rétablit peu à peu. — Le 23 elle éprouva un
gonflement en forme de tumeur dans l'épigastre. Ce gonflement s'étendit ensuite dans tout le bas-ventre. — Le 30,
dans la nuit, elle éprouva une diarrhée abondante. L'hémorrhagie revint. Les palpitations et la tension du ventre
s'évanouirent. Le sang continua à couler trois jours de
suite. La tension du ventre se fit encore apercevoir. Le
sang s'arrêta deux jours, reparut ensuite pendant deux
autres. — Le 7 septembre tout avait cessé, la santé était
complètement rétablie.

Parmi les observations rares qui se sont présentées à
moi, je consigne la suivante :

Marie B., âgée de 38 ans, fille d'une constitution déli-
cate, avait été opérée, deux ans auparavant, d'une tumeur cancéreuse du sein. Elle vint me consulter au com-
mencement de septembre, pour un écoulement sanguin ou
plutôt un suintement de cette nature qui avait lieu par le
mamelon du côté sain. Elle était très-irrégulièrement
menstruée. Ce suintement était-il tout simplement supplé-
mentaire de la menstruation, comme cela a lieu quelquefois dans différentes régions? Ou bien était-il dû à un
embarras gastrique dont cette fille présentait tous les
symptômes? Quelle que fût la cause de ce phénomène, il est
certain que cette personne se trouvait sous l'influence de
la constitution dominante et que l'emploi des évacuants lui

rendit la santé et fit cesser cet écoulement anormal qui l'avait beaucoup épouvantée.

Ce fait me rappela l'aphorisme suivant d'Hippocrate et m'en fit vainemement chercher la signification : *Quibuscumque mulieribus ad mammas sanguis colligitur, furorem significat* (Aph. 40).

A cette époque quelques individus furent affectés de fièvres intermittentes, surtout dans les villages riverains du cours d'eau appelé Eydoche. La nature seule opéra la guérison d'un certain nombre, même de ceux atteints de fièvres quartes. Chez quelques-uns cette affection se termina par l'enflure œdémateuse des pieds, bien qu'aucun viscère ne fût assez tuméfié pour expliquer ce trouble dans la circulation veineuse.

A la même époque, les fièvres bilieuses furent fréquentes dans le village de St-Hilaire, celui de Gillomay continuant à jouir d'une immunité complète. Un chemin vicinal séparant les deux communes semble avoir servi de retranchement derrière lequel s'est abritée la commune de Gillomay. Ce n'est point la première fois qu'une bizarrerie de cette nature s'observe dans la marche des maladies épidémiques.

Ces fièvres affectèrent principalement les enfants. Les adultes n'en furent pas exempts ; mais elles présentèrent, chez ces derniers, un caractère rhumatismal manifesté par des douleurs dans les membres, et par la tension des muscles abdominaux, tension qui persistait pendant la période d'état de la maladie. La langue était sèche et rude dans le milieu, rouge et humide sur les bords. Chez quelques sujets elle était sèche en entier. Ces cas furent les plus bénins. Chez d'autres, au contraire, la langue fut toujours rouge et humide. Ces cas furent les plus graves. J'ai même vu une jeune femme, grosse de quatre mois, chez laquelle l'état que nous venons d'indiquer, fut le prodrôme d'une fièvre typhoïde à laquelle elle succomba et dont la langue ne cessa d'être humide pendant toute la durée de la maladie.

Dans le même temps j'observai une pneumonie qui fut

évidemment compliquée d'une affection bilieuse de l'estomac. En voici l'histoire :

G...., âgé de 50 ans, homme assez robuste, mais adonné au vin, fut pris le 1er octobre d'un frisson violent, avec point de côté, douleur de tête, fièvre. Il ne dormit point jusqu'au quatrième jour où il reposa un peu, après avoir transpiré. Ce jour-là, nausées, crachats rouillés, assez faciles, respiration fréquente, râle crépitant dans tout le poumon gauche avec matité. Potion avec 25 centigrammes d'émétique. Large vésicatoire sur le côté, tisane béchique. Deux heures après, vomissements abondants de matières bilieuses. Il se trouva mieux le soir, se tint levé quelques instants ; mais, pendant la nuit, tout s'exaspéra. — Le sixième jour, point de côté disparu, toux pénible, respiration difficile, pouls toujours très-accéléré, mais plus faible. Matité plus prononcée. Au lieu du râle crépitant, ronchus général. La potion stibiée est continuée. — Le 6 juin, il y a eu un peu de sommeil. Douleur et rougeur sur le genou gauche. Le pouls a les mêmes caractères que la veille. La respiration et les phénomènes stéthoscopiques sont les mêmes. Crachats jus de pruneaux se rendant facilement. — Le septième et huitième jour, il ne dormit point. Il fut plus fatigué. La douleur du genou avait disparu ; mais elle était remplacée par une cardialgie violente exaspérée par la toux. Sinapisme sur le genou. Un décigramme d'opium dans le jour. Il se trouva mieux. L'opium fut réitéré le soir. La potion stibiée fut suspendue. Le neuvième jour, les crachats continuent à être safranés ; la matité est toujours considérable. Le ronchus est le seul bruit qu'on entende dans la poitrine. La rougeur du genou a reparu. La fluctuation s'y fait sentir. A son ouverture, deux cuillerées de pus phlegmoneux s'en écoulent.—Le onzième jour, il fut plus calme, se leva dans la journée. Les symptômes du côté de la respiration semblent s'amender. — Le treizième jour, épistaxis considérable. Amélioration sensible. La toux a diminué. Le sommeil est revenu. La matité diminue. Le râle crépitant de retour se fait entendre. Ce jour-là, G... se croyant guéri fit de graves écarts de régime. Je cessai de le voir jusqu'au huitième jour.

Ce jour-là, douleur violente dans l'angle de la poitrine du côté droit, occupant l'espace situé entre la quatrième et la cinquième côte, augmentant par la pression. Râle crépitant dans cette région, dyspnée, expectoration de crachats rouillés. La pneumonie envahissait le côté droit. Tartre stibié à dose contre-stimulante. — Le dix-neuvième jour, frissons violents, plusieurs fois répétés dans la journée. — Le vingtième jour, vésicatoires sur le côté droit. — Le vingt-deuxième jour, mort.

Un autre malade, le nommé Manin, de Comelle, que je vis le 4e jour d'une pneumonie très-intense, guérit très-promptement, après des vomissements bilieux très-abondants que produisirent les premières cuillerées d'une potion stibiée.

Vidon, âgé de 40 ans, d'un tempérament sec et bilieux, éprouvait depuis quinze jours une douleur de tête, accompagnée de constipation, qui fut toujours en augmentant jusqu'au 27 octobre. L'ayant visité le lendemain, je le trouvai sans fièvre. Je lui fis prendre un gramme de gomme-gutte et un décigramme d'émétique incorporé dans du miel. Il fut assez bien évacué. Néanmoins, la nuit fut pire que la précédente. A la douleur de tête qui s'étendait derrière le cou, se joignirent des syncopes. Vésicatoires aux jambes. Eau sédative sur le front. La nuit fut meilleure. La douleur de tête diminua. Elle se fit sentir aux lombes. — Le 11 novembre, un purgatif comme la première lui fit rendre sept vers lombrics, et les jours suivants le même nombre à différentes reprises. La tête était redevenue pesamment douloureuse, la parole embarrassée, l'intelligence affaiblie, les selles involontaires, la langue sèche.

Dès le premier jour de l'expulsion des vers, je prescrivis une infusion vermifuge avec deux grammes de semen-contra, de mousse de Corse et de fougère mâle. Chaque jour on trouvait des vers en plus ou moins grand nombre dans son lit. — Le 22, sous l'influence de purgatifs répétés, son état s'était bien amélioré et il a guéri, malgré la sentence d'Hippocrate :

« *Quibus dolores sine manifestis causis fiunt, et diu-turni, et in toto capite, sunt que ipsi et graciles et de-biles ; his presagiendum est morbum gravem esse. Si vero etiam ad collum, et ad dorsum dolor descendat, caput relinquens et ad caput recurrat, adhuc gravior est. Verum omnium horum gravissimus est, si ex capite ad collum ac dorsum tendat. Auxilium autem his ex ab scessibus fore expectandum est, aut ubi pus per tussim re-gecerint, aut hemorrhoidas habent, aut pustulas in cor-poribus inatas ; confert etiam caput furfures habens.* » (Predic. liber. 2, page 221).

On pourrait, à la rigueur, donner le nom de fièvre typhoïde à la maladie dont on vient de lire la description. Cependant l'absence de gargouillement iléo-cœcal, d'épis-taxis, d'éruption pétéchiale, le peu de durée de cette af-fection, l'amélioration rapide survenue après l'adminis-tration soit des purgatifs, soit des vermifuges, m'autori-sent à la considérer non point comme une dothinentérie, mais bien comme étant de nature éminemment bilieuse. L'embarras gastro-intestinal et la présence des helminthes dans le tube digestif m'ont paru être la cause véritable des désordres que nous avons observés chez le malade.

Du reste, cette observation me servirait de transition naturelle pour arriver à l'histoire des fièvres typhoïdes dont une grave épidémie sévit à cette époque. Mais je ne pourrais aborder cette question, sans dépasser les limites que je me suis imposées dans ce travail. J'espère pouvoir un jour consacrer à ce sujet quelques-uns des développe-ments qu'il réclame.

Pour terminer tout ce qui a rapport à la constitution médicale de cette saison, de funèbre mémoire, il me reste à dire un mot d'une épidémie de suette observée dans le couvent de Viriville, commune du canton de Roybon.

Dès les premiers jours de juillet nous y constatâmes un cas de pneumonie simple d'abord, et qui au bout de trois jours se compliqua d'une éruption miliaire. Cet épiphéno-mène n'entrava en rien la marche de la maladie, et, vers le dixième jour, notre jeune malade était en pleine convales-cence.

En même temps éclata un cas de fièvre typhoïde simple et bénin, dès le début. Cet état morbide ne tarda pas à se compliquer d'une éruption miliaire tout à fait semblable à la précédente. Mais, dans ce dernier cas, comme dans le premier, la maladie primitive suit sa marche régulière, et après vingt jours de traitement, fièvre typhoïde et éruption miliaire ont disparu.—Jusqu'alors l'éruption ne s'était manifestée que comme symptôme secondaire; aussi fut-elle tout à fait inoffensive; et, pour le dire en passant, ces deux faits justifient l'opinion des médecins qui considèrent cette éruption comme un épiphénomène, lui refusant, en quelque sorte, des caractères *sui generis*. Mais la démonstration de la spécificité ne devait pas longtemps se faire attendre.

Le 15 juillet, une jeune religieuse se mit au lit, se plaignant de céphalalgie, de brisement des membres, de constriction précordiale donnant lieu à une anxiété des plus pénibles. Le lendemain je constate les phénomènes précédents auxquels s'étaient joints des gargouillements iliaques, des épistaxis, une stupeur prononcée, état saburrhal de la langue, liseré blanchâtre sur les gencives, moiteur de la peau, éruption miliaire autour du cou, sur la poitrine et les épaules. La malade est purgée avec de l'eau de Sedlitz, suivant les indications les plus manifestes. A dix heures du soir elle expire au milieu d'affreux efforts de vomissements.

Chez une seconde religieuse, des symptômes à peu près semblables éclatent ce jour même. Une purgation est administrée.

Le 20, l'anxiété précordiale étant très-prononcée, je fais mordre dix sangsues à l'épigastre. La malade succombe le soir même.

Le 20 au soir, une jeune pensionnaire, âgée de 18 ans, présenta, outre les symptômes précédemment décrits, ceux qui se rapportent à une inflammation des méninges. M. Lacollonge, médecin à Viriville, pratique une large saignée qui semble enrayer la marche de la maladie. Le lendemain le délire éclate avec plus de violence. Nouvelle saignée. Mort le soir.

Enfin, chez deux religieuses tombées malades également-
ment le 20, je profite d'une rémission bien prononcée pour
administrer à chacune d'elles un gramme de sulfate de
quinine. Trois heures après un paroxisme effrayant se déclare. La mort les frappe à la même heure.

Le 22, assisté de mes honorables confrères MM. les docteur Guilliermain d'Izeaux et Garin de la Côte-Saint-André,
je constatai huit nouveaux cas de cette terrible affection.
Mais témoin intelligent non moins qu'affligé de toutes ces
scènes de désolation, M. l'abbé Fusat, aumônier du couvent, dévançant les prescriptions médicales, avait eu
l'heureuse inspiration de faire évacuer la maison et d'é-
teindre ainsi le foyer infectieux dans sa source.

Tel est le résumé fidèle des tristes faits dont nous avons
été témoin. Essayons de les interpréter. Tant que les élé-
ments typhoïde et inflammatoire ont prédominé, rien de
fâcheux n'est survenu. Les affections toutes graves qu'elles
étaient ont suivi leur marche naturelle. Lorsque la suette
miliaire, après avoir joué simplement le rôle de maladie
intercurrente est devenue affective, essentielle et prédo-
minante, les choses ont bien changé de face. C'est que
cette affection est, par sa nature, essentiellement septique,
miasmatique, maligne, pernicieuse enfin. Elle est toxico-
hémique, comme le typhus, comme le choléra, comme
la peste. C'est un empoisonnement *totius substantiæ*. En
faut-il d'autres preuves que les symptômes de la maladie
elle-même qui tuait en quelques heures ; en frappant le
système nerveux d'une prostration profonde et en produi-
sant, quelques heures après la mort, une horrible putré-
faction? En faut-il d'autres preuves enfin que la sueur
elle-même et l'éruption qui ne sont en définitive que la
traduction matérielle de l'effort suprême par lequel la nature tend à se débarrasser du poison qui l'a infectée?

Quelles sont donc les ressources de l'homme de l'art
contre cette foudroyante affection? Trois méthodes de traitement se présentent en face de ce fléau. La saignée, les
évacuants, les antipériodiques.

La saignée a produit, entre les mains de M. Rayer,

pendant l'épidémie de 1821, des résultats admirables. Les évacuants employés par M. Foucart, pendant l'épidémie de 1849, ont fait des merveilles. Enfin M. le professeur Fuster de Montpellier, a fait cesser, à l'aide du sulfate de quinine, l'épidémie qui, en 1851 ravageait le département de l'Hérault. Dans les différentes épidémies de suette, ces trois méthodes également exclusives, se sont posées avec une égale prétention d'efficacité absolue; mais comme j'observais une très-grande variabilité de formes, dans les cas que j'avais sous les yeux, j'ai dû faire, pour l'emploi des moyens curatifs, un éclectisme raisonné. J'ai saigné là où je voyais prédominer les symptômes inflammatoires; j'ai administré les antipériodiques là où je constatais les phénomènes manifestes de la périodicité. Enfin, j'ai, dans tous les cas, employé les évacuants, au début de l'affection, guidé que j'étais par l'intime conviction que j'avais à combattre une maladie infectieuse.

On a vu quelle a été l'issue du traitement par ces méthodes réputées infaillibles entre les mains de leurs auteurs.

Ces faits ne sont malheureusement pas rares dans l'histoire des épidémies. La suette, le choléra, le typhus, la variole semblent tous affecter une marche analogue. Leurs premiers coups sont terribles; les premiers cas presque toujours mortels. Puis le fléau affecte une diminution d'intensité telle que les derniers cas offrent à peine quelque danger. Il semble que sa fureur soit apaisée par le nombre des victimes qu'il a immolées.

Ceci rend compte de la divergence d'opinion sur la maladie qui nous occupe. Parmi les confrères que j'eus l'honneur de voir à cette occasion, l'un d'eux, M. le docteur Gaillard de Saint-Marcellin, avec une bonne foi scientifique qui lui fait honneur, me dit qu'envoyé par le sous-préfet de Saint-Marcellin pour combattre une épidémie de suette qui ravageait la commune de Varacieux, il perdait tous ses malades au début et les guérissait tous à la période décroissante de l'épidémie, par n'importe quelle médication. D'autres confrères m'ont au contraire affirmé avec une assurance digne d'envie, que dans des circonstances semblables ils n'avaient pas perdu un seul malade, la science, cette fille si péniblement enfantée par les siècles, étant sans doute sortie tout éclose de leur heureux cerveau.

Dans les archives de la mairie de Viriville on conserve la relation d'une épidémie de suette qui, en 1807, fit beaucoup de victimes dans cette commune. Il serait intéressant de savoir si les mêmes constitutions saisonnières, si les mêmes conditions hygrométriques et géologiques, si les mêmes circonstances météorologiques ou autres ont coïncidé avec la réapparition de l'épidémie.

La topographie médicale ne peut en aucune manière éclairer l'étiologie de cette affection. Elle s'observe, en effet, à toutes les expositions, sur des collines élevées, comme dans des vallées profondes, dans les pays secs, comme le long des cours d'eau.

Pour cette épidémie comme pour le choléra, comme pour le typhus et la variole, nous constatons un fait qui déroute la science, à savoir qu'elle sévit dans une maison pour laquelle l'observation rigoureuse des lois de l'hygiène est une condition d'ordre, de réglementation, tandis qu'elle épargne des maisons voisines dans lesquelles la malpropreté et la misère semblent provoquer le fléau.

Si le souvenir du bien qu'il a pu faire est, pour le médecin, la plus douce récompense de son labeur, celui de ses insuccès serait le plus lourd fardeau qu'il eût à supporter, s'il ne pouvait se retrancher derrière sa conscience, cette force vitale qui ne lui fait jamais défaut quand il peut l'invoquer hardiment, cette protectrice intime à laquelle les angoisses et les déceptions professionnelles l'obligent si souvent de demander asile et assistance.

www.ingramcontent.com/pod-product-compliance
Ingram Content Group UK Ltd.
Pitfield, Milton Keynes, MK11 3LW, UK
UKHW021639130726
13696UKWH00005B/2302